EXTRAIT
DE LA
CLINIQUE DE L'INSTITUT HYDROTHÉRAPIQUE DE LONGCHAMPS
à BORDEAUX

DES PARAPLÉGIES
HYPÉRÉMIQUES ET ISCHÉMIQUES

traitées par l'Hydrothérapie

PAR **M. Paul DELMAS**

Lauréat de l'Académie des Sciences, Belles-Lettres et Arts,
Membre de la Société de Médecine et de Chirurgie, de la Société médicale d'Émulation,
de la Société des Sciences physiques et naturelles de Bordeaux ;
Membre honoraire de l'Association médicale de la Dordogne,
Membre correspondant de la Société d'Hydrologie et de la Société de Médecine de Paris,
de la Société Académique de la Loire-Inférieure,
des Sociétés de Médecine de Lyon, Strasbourg, Toulouse, Rouen, etc.;
Inspecteur du Service hydrothérapique de l'hôpital Saint-André et Directeur
de l'Institut hydrothérapique de Longchamps, à Bordeaux.

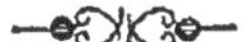

PARIS

GERMER-BAILLIÈRE, LIBRAIRE-ÉDITEUR
17, rue de l'École-de-Médecine, 17

1875

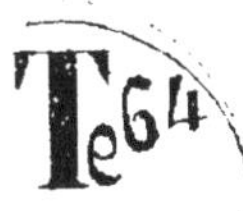

EXTRAIT

DE LA

CLINIQUE DE L'INSTITUT HYDROTHÉRAPIQUE DE LONGCHAMPS

à BORDEAUX

DES PARAPLÉGIES

HYPÉRÉMIQUES ET ISCHÉMIQUES

traitées par l'Hydrothérapie

PAR M. Paul DELMAS

Lauréat de l'Académie des Sciences, Belles-Lettres et Arts,
Membre de la Société de Médecine et de Chirurgie, de la Société médicale d'Émulation,
de la Société des Sciences physiques et naturelles de Bordeaux ;
Membre honoraire de l'Association médicale de la Dordogne,
Membre correspondant de la Société d'Hydrologie et de la Société de Médecine de Paris,
de la Société Académique de la Loire-Inférieure,
des Sociétés de Médecine de Lyon, Strasbourg, Toulouse, Rouen, etc.;
Inspecteur du Service hydrothérapique de l'hôpital Saint-André et Directeur
de l'Institut hydrothérapique de Longchamps, à Bordeaux.

PARIS

GERMER-BAILLIÈRE, LIBRAIRE-ÉDITEUR

17, rue de l'École-de-Médecine, 17

1875

Bordeaux. — Imprimerie DUVERDIER et Cie (DURAND, dr), rue Gouvion, 7.

Les affections du système nerveux forment à elles seules plus de la moitié du cadre pathologique dans lequel se meut la médication hydrothérapique.

Plusieurs de nos travaux antérieurs ont fait ressortir l'importance de cette médication dans les affections de l'encéphale, principalement dans les altérations mentales dont l'*hypochondrie* simple ou alcooliques et les *lypémanies,* suite d'affection de la matrice, sont les types les plus communs, ainsi que dans les *congestions cérébrales imminentes* où dans les *paralysies* qui en sont la suite fréquente.

Poursuivant ces études pratiques, nous avons fait connaître également le rôle important de l'hydrothérapie dans toutes les *scléroses* des centres nerveux, principalement dans l'ataxie locomotrice qui en est le type le plus fréquent et le mieux connu jusqu'à ce jour.

Nous nous proposons d'aborder, plus tard, le vaste chapitre des *névroses.* Nous aurons alors à publier les faits pathologiques les plus curieux, les plus bizarres, souvent d'une certaine gravité ou d'une ténacité désespérante, et dans lesquels la médication hydrothérapique a joué, comme toujours, son rôle précieux de médication complexe, tonique, reconstituante, et tout à la fois sédative et calmante.

Cette classe d'affections constitue avec celles des

névropathies et des *névralgies* le bilan le plus sérieux de la médication hydrothérapique. Si, dans les maladies des autres appareils (*voies digestives, génito-urinaires, système musculaire et articulaire*), l'hydrothérapie peut encore revendiquer des groupes pathologiques très-importants, elle n'a cependant pas une action et une indication aussi universelles que dans les maladies du système nerveux.

Pour ne pas mettre d'interruption dans l'ordre de l'exposé clinique adopté, ordre qui n'est autre que celui de nos revues de cliniques générales publiées précédemment, nous abordons, dans le travail actuel, le chapitre des *paraplégies d'origine hypérémique et ischémique*. Après les scléroses, ces maladies sont les plus fréquentes de l'axe rachidien; le plus souvent elles n'en sont que la première étape pathologique. Aussi, la médication hydrothérapique arrive-t-elle à des résultats bien plus rapides et plus complets dans ces dernières affections médullaires.

Elles sont nombreuses. Les causes en sont multiples et dissemblables. De là, des indications hydrothérapiques bien distinctes et une conduite toute différente à tenir suivant les cas. Mais ce qui par-dessus tout, domine ici la question, c'est l'importance de recourir le plus tôt possible à la médication hydrothérapique, car, à cette condition seule, on peut espérer quelquefois une guérison complète, dans une des affections les plus graves du système nerveux.

Dans une clinique de plus de quinze années, ne pouvant tout publier, nous avons dû choisir une période déjà suffisamment éloignée de nous pour que les résultats acquis aient pu subir l'épreuve du temps. Le travail actuel embrasse les premières années de la clinique de Longchamps de 1860 à 1869.

Tous les cas de paralysies des membres inférieurs par anémie ou par congestion médullaire observés pendant cette période n'ont pu trouver place ici

Les types principaux utiles à notre exposé clinique ont été seuls relatés. Comme, à de très-rares exceptions près, exceptions dont nous avons tenu compte, les faits à citer rentraient pour la plupart dans le cadre ordinaire de la pathologie, nous nous sommes borné à bien établir les variétés de paraplégie utiles à nos démonstrations et l'état des malades au moment du traitement hydrothérapique, pour permettre de mieux juger la valeur relative de ce dernier et son degré d'opportunité suivant les cas.

Nous venons de faire une réserve en ce qui concerne les faits exceptionnels. En effet, il n'est pas de clinique un peu étendue qui n'ait l'occasion d'en observer. Celle de *Longchamps* est certainement une des plus riches en ce genre. Mais, considérant comme un grand écueil à éviter, la tendance de certains écrivains à toujours confondre l'exception avec la règle, nous nous sommes borné en ce genre aux citations indispensables. Quoique restreinte à ces limites, nous espérons que notre *clinique des paraplégies* n'en intéressera pas moins les praticiens sérieux et dévoués à leurs malades auxquels nous nous adressons spécialement.

Longchamps-Bordeaux, 15 Mai 1875.

Dr Paul DELMAS.

DES PARAPLÉGIES

HYPÉRÉMIQUES ET ISCHÉMIQUES

TRAITÉES PAR L'HYDROTHÉRAPIE

> Si les livres entraient dans tous
> les détails, ils dispenseraient de
> l'expérience.
>
> BACON.

§ I

But de ce travail.

Dans un travail récent, nous avons exposé nos idées
sur le traitement général de *l'ataxie locomotrice;* nous
avons insisté particulièrement sur la valeur thérapeutique
considérable de l'hydrothérapie secondée par les courants
continus, dans cette sclérose spinale, type le plus fréquemment observé dans les cliniques hydrothérapiques.

Pour achever cette étude, il y aurait eu encore à passer
en revue les formes frustes de la maladie ; à faire ressortir
les indications particulières qui découlent de certains
symptômes ; l'importance de ceux qui, signes précurseurs
assez certains de la *sclérose,* permettent d'employer pré-
maturément l'hydrothérapie dans les conditions les plus
favorables ; ceux au contraire annonçant une forme plus
grave de l'affection. Ces derniers permettent alors au
praticien d'asseoir de bonne heure son pronostic et de ne
juger témérairement ni en mal ni en bien la médication
hydrothérapique, si précieuse dans toutes les *scléroses* du
système nerveux.

De même il serait utile d'établir une distinction entre
les scléroses primitives et celles précédées de poussées
congestives plus ou moins généralisées ; car, autant, dans
le premier cas, le calorique joint à l'eau froide est rarement utile et souvent nuisible, autant, dans le second, il
est indispensable et donne parfois les plus brillants résultats thérapeutiques, comme nous allons bientôt en
fournir des exemples à l'appui.

Enfin, resterait encore à étudier le chapitre des scléroses

cérébrales et cérébro-spinales. Mais nous renvoyons à plus tard cette étude très-importante, dont les matériaux sont déjà entre nos mains. Dans le travail actuel, nous nous proposons d'exposer les principes généraux du traitement hydrothérapique des *paraplégies médullaires*, suite de *congestion* ou d'*anémie rachidienne*. Ce sont les paraplégies les plus fréquemment observées dans les cliniques hydrothérapiques et les cas d'affections médullaires dans lesquels cette méthode de traitement donne les résultats les plus nombreux et les plus satisfaisants.

§ II

Le traitement hydrothérapique approprié aux paraplégies hypérémiques est en général très-bien supporté par les malades.

Dans les affections cérébrales, avons-nous dit dans de précédents travaux, le *calorique* doit être presque toujours proscrit.

Parmi les maladies de la moelle, les scléroses réclament quelquefois son emploi *très-modéré*. Lorsqu'on a affaire à des affections congestives chroniques de cet organe, son emploi répété, longtemps continué et aussi *énergique* que le comportent les forces du malade, est la base fondamentale de la médication; tout établissement, non pourvu très-largement des divers modes d'emploi du calorique est impuissant à répondre d'une manière satisfaisante à tous les cas.

La résistance du *paraplégique* à l'action spoliative et déprimante de la chaleur a quelque chose de remarquable, nous dirions presque d'insolite. Un des plus beaux cas de ce genre, et en même temps de guérison extraordinaire nous a été fourni par une jeune malade du Lot-et-Garonne, venue à *Longchamps* au mois de novembre 1861. Son histoire est importante à bien des points de vue. En voici les points principaux :

A la suite de chagrins violents, Mlle de X..., âgée de vingt ans, d'un tempérament nerveux et d'une constitution délicate, avait vu sa santé décliner; perte de l'appétit, amaigrissement général, et, presque en même temps, rachialgie, localisée à la région lombaire. Ce dernier symptôme était caractérisé par une douleur sourde, spontanée, constante, s'exaspérant à la plus légère pression et coïncidant avec une légère parésie musculaire et des fourmillements à la plante des pieds.

Tout d'abord on crut à une affection hystérique, et son médecin la soigna en conséquence; mais les symptômes spinaux faisant des progrès, elle fut envoyée à Amélie-les-Bains, au printemps de l'année 1861.

A son arrivée, elle marchait encore avec des crosses; notre confrère, le Dr Artigues, diagnostiqua une myélite congestive chronique de la moelle; à son départ d'Amélie, Mlle de X... ne marchait plus du tout. La situation s'était très-aggravée; notre confrère conseilla énergiquement la médication hydrothérapique et insista particulièrement pour qu'on nous adressât la malade.

On ne mit pas ce conseil immédiatement à profit. Rentrée chez elle, la malade fut soumise successivement aux vésicatoires et aux cautères appliqués tout le long du rachis; malgré ces moyens énergiques le mal progressa. Au mois de septembre suivant, la situation était des plus inquiétantes et une terminaison fatale à redouter. Notre éminent confrère, M. Broca, fut appelé; son diagnostic fut conforme à celui du Dr Artigues. Mais en présence du degré de faiblesse de la malade, il n'osa conseiller l'envoi dans un établissement hydrothérapique et se borna à prescrire une médication des plus anodines : « eau de Seltz aux repas, électrisation si les muscles » menacent trop de s'atrophier, répéter encore quelques » vésicatoires sur le rachis, vin de quinquina matin et » soir; essayer quelques enveloppements avec le drap » mouillé. »

Ces conseils furent suivis, mais sans succès et le mal empira très-rapidement.

Dans ces conditions, au mois de novembre suivant, la malade imposa sa volonté et se fit transporter à *Longchamps*. Consulté préalablement et d'après le récit qui nous avait été fait de la situation, nous n'avions pas osé nous charger d'une telle malade. De sorte que Mlle de X... arriva, quelques jours plus tard, contre le gré de tout le monde.

Sa situation était extrêmement grave. En voici le résumé :

Corps très-amaigri, voix éteinte; pouls à 62; inspirations, 16; peau sèche, froide, abolition complète de la sensibilité et de la motilité des pieds jusqu'aux hanches.

A partir de ce point, la sensibilité est intacte partout et très-exagérée dans un point limité du rachis de la première à la quatrième vertèbre lombaire. En effet, si l'on promène légèrement le doigt au niveau des dernières vertèbres dorsales jusqu'au sacrum, on exagère une douleur sourde, constante, qui dure depuis plus d'un an dans ce point. Veut-on exercer la plus légère pression, les douleurs deviennent intolérables; les mouvements de rotation du torse sur le bassin ou des flexions trop brusques de la colonne vertébrale exagèrent de même cette douleur.

Sauf de nombreuses traces de cautères, la peau a son aspect normal, et il n'existe aucune tuméfaction. La partie supérieure du rachis est un peu sensible à la pression seulement. La parésie musculaire a frappé encore incomplètement tous les muscles du tronc, du cou et des membres supérieurs; cependant la malade ne peut ni s'asseoir, ni soulever la tête au-dessus de son coussin, tout au plus la tourner à droite ou à gauche, et elle peut à peine porter ses mains à sa tête.

La vessie ne fonctionne plus; longtemps il a fallu pratiquer le cathétérisme; actuellement, pour éviter cette manœuvre, trois fois par jour on met la malade dans un bain de siége frais; elle va à peine à la selle tous les dix à douze jours, grâce à des lavements et à des pilules purgatives. L'alimentation est absolument insuffisante. Mlle de X... se nourrit de trois à quatre tasses de bouillon et de quelques cuillerées à café de gelée de coings prises chaque jour. La menstruation est pour ainsi dire supprimée; tout se borne chaque mois à quelques taches sanguinolentes.

Mlle de X... fut soumise à une série de formules hydrothérapiques, à l'aide desquelles furent mis en jeu les effets toniques et révulsifs, locaux et généraux de la médication.

Ce traitement fut ainsi continué pendant sept mois, sans relâche, et fut admirablement supporté. Il est vrai que nous avions affaire à un caractère énergiquement trempé. Pendant les premiers mois, nous procédâmes souvent nous-même aux opérations les plus importantes.

La guérison passa par les phases suivantes :

Pendant deux mois et demi, aucun progrès, sauf le fait déjà très-étonnant d'un traitement hydriatrique très-énergique parfaitement supporté. Un jour la malade nous annonça qu'elle avait ressenti comme un léger frôlement aux jambes au moment où la douche de vapeur était prête à la brûler. Les ongles des pieds qui, depuis six mois étaient noirs et ne poussaient plus, avaient repris une teinte rosée, et il fallut les couper. L'alimentation était moins insuffisante : des jus de viande, des potages plus épais, des œufs, en faisaient la base. Quinze jours plus tard, les orteils remuèrent, les bras avaient repris leur force, la tête ses mouvements, et la station assise était possible.

A la fin du quatrième mois de traitement, étant assise sur le bord du lit, la malade remuait les membres inférieurs lorsqu'ils ne rencontraient aucun obstacle. Au bout de cinq mois, la station debout était possible à l'aide de béquilles.

Pendant les deux derniers mois de son séjour à *Longchamps*, Mlle de X... fit quelques pas à l'aide de ses crosses et d'un aide, et reprit ses études de piano. Déjà depuis trois mois la vessie et le rectum fonctionnaient bien, l'alimentation était bonne, l'état général excellent, et les douleurs lombaires considérablement diminuées. La malade nous quitta dans ces excellentes conditions.

L'année suivante, nous apprîmes *indirectement* que la guérison était devenue complète, après deux saisons à la Malou; quelques années plus tard, cette intéressante malade était mariée, mère de famille, et jouissait d'une excellente santé.

Quant à notre éminent confrère, M. Broca, il n'apprit pas sans une profonde surprise ce résultat inespéré; il ne voulait pas y croire.

§ III

Difficultés à vaincre pour la bonne application du traitement hydrothérapique. — Nécessité de tenir grand compte de l'origine et de la nature de la paraplégie pour formuler ce traitement.

Cette observation si curieuse de paraplégie congestive très-grave guérie par l'hydrothérapie, dont nous avons à peine résumé l'histoire dans le paragraphe précédent, comporte plus d'un enseignement qu'il ne faut pas perdre de vue.

Ainsi, par exemple, en présence d'un cas de paralysie généralisée aussi complète, les formules de Fleury n'étaient pas facilement applicables. Comment maintenir la malade sur un fauteuil à sudation; et, dans l'état de faiblesse où elle était, lui faire supporter, dans la station assise, une dose élevée de calorique? De même, une fois la sudation révulsive obtenue, comment la soumettre aisément, nous dirions même impunément, à une douche *froide*, et par quels moyens faciles, effectuer le transport du fauteuil à sudation à la douche?

A *Longchamps,* la malade, étendue sur un lit spécial, était soumise successivement à toutes les applications et manipulations dont se composait la séance hydriatrique.

Dans de pareilles conditions, quelle sécurité contre toute transition atmosphérique? Pour éviter tout déplacement, eût-on voulu recourir au *maillot sec ou humide,* et faire de la révulsion sudorifique suivie d'une application tiède ou froide, que la chose eût eu encore des inconvénients; le premier de tous, insuffisance notoire de ce procédé comme agent de *révulsion calorique.*

Dans les formules de Fleury et dans celles de la méthode hydrothérapique allemande, les procédés de révulsion consistent dans l'emploi du maillot sec, de la sudation à l'alcool, des douches froides très-percussives et dans les bains alternatifs chauds et froids avec friction et massage. Cette dernière formule, exclusive à la méthode allemande, est à coup sûr l'une des plus originales dues à l'esprit inventif de Priessnitz. Elle constitue un procédé révulsif assez puissant, mais cependant d'une action moins profonde et bien moins énergique que la douche écossaise. En outre, il est toujours bien plus pénible à supporter que cette dernière, si communément mais si *mal* administrée dans presque toutes les stations d'eaux minérales.

Le calorique appliqué à l'aide d'une étuve à air chaud ou à vapeur humide se prête plus aisément à tous les cas. Son emploi peut être précédé de celui de la douche ·à vapeur, agent de révulsion locale d'une grande puissance. De même, l'action congestive périphérique qu'on recherche ici est puissamment aidée par les frictions avec un gant ou une brosse ou par le massage pratiqué à la fin de la sudation.

Lorsque la paraplégie congestive a une origine rhumatismale, il est utile de charger la cassolette à vapeur de plantes aromatiques et plus particulièrement de térébenthine. Des médecins de la Drôme, Benoît et Chevandier, et plus tard, MM. Armand Rey, de Grenoble, et Macario, de Lyon, ont fait ressortir la valeur thérapeutique des sudations résineuses dans toutes les affections d'origine rhumatismale. A notre tour, nous avons observé des cas de paraplégie congestive *à frigore,* s'accompagnant de douleurs rhumatismales, dans lesquels ces procédés de sudation ont parfaitement réussi.

Nous citerons, entre autres faits, celui d'une demoiselle de dix-huit ans, d'un tempérament lymphatique, nerveux, d'une constitution chétive, adressée à *Longchamps* par nos confrères MM. Dubiau, Joseph Dupuy et Henri Gintrac, au mois de juillet 1866.

Cette malade est de Montpont (Dordogne). Le 7 janvier précédent, après s'être mouillée pendant plusieurs jours, et à la même époque ayant quitté un jupon de laine, tout à coup elle éprouve des douleurs très-vives dans les reins, au moment de se mettre à table.

Après le repas, elle ne peut se lever, le torse fléchit en avant, et ses jambes ne la soutiennent plus. Pas d'altération de la sensibilité. Rien à la vessie ni au rectum. Elle garde le lit pendant six semaines. On se borne à prescrire deux vésicatoires sur les lombes, au point le plus douloureux.

A la fin de janvier, Mlle X... fait quelques pas à l'aide de béquilles : mais ces mouvements sont douloureux, et lors des changements de temps, surviennent des douleurs dans les muscles des membres inférieurs. Cette situation ne subissant aucun changement favorable, elle se rend à Bordeaux, et, sur les conseils de nos confrères, vient à *Longchamps* pour y subir un traitement hydrothérapique.

A son entrée, son état est aussi satisfaisant qu'on peut l'espérer en pareil cas, — c'est-à-dire — rien à la vessie ni au rectum ; peu d'altération de la sensibilité ; parésie incomplète ; marche pénible avec des béquilles ; douleurs dans les muscles des cuisses et du bassin ; rachialgie bien limitée au niveau des vertèbres lombaires ; en ce point, la malade ressent une douleur constante s'exaspérant à la plus légère pression ; aucun symptôme hystérique ; menstruation régulière ; bon appétit, état général excellent.

Dans ces conditions favorables, la malade est soumise aux sudations et aux douches alternatives, suivies de massage, frictions, etc.

Mlle X... subit, d'après ces formules, un traitement hydrothérapique de trois mois, et la guérison est complète. C'est donc un exemple probant de ce que peut la médication hydrothérapique, lorsqu'elle est bien appliquée dans des cas de paraplégie hypérémique d'intensité modérée et de date récente.

Quelquefois, les conditions organopathiques du sujet imposent la nécessité de remplacer le *bain d'étuve* par *le bain de caisse.*

Cette nécessité se rencontre lorsque le sujet est fort, sanguin, vigoureux, et qu'il éprouve habituellement de légers troubles congestifs cérébraux. En pareil cas, il faut agir avec une extrême prudence, surtout lorsque la congestion de la moelle a la plus légère tendance à suivre ultérieurement un mouvement *ascendant.* Qu'on nous permette de citer à l'appui de ce précepte deux faits intéressants.

Le premier est fourni par un malade de quarante ans, négociant en vins, d'un tempérament sanguin, d'une constitution assez forte, adressé à *Longchamps* par M. le Dr Chabrely, au mois de mars 1864.

M. X... possède les antécédents suivants :

Ses parents sont morts à un âge avancé ; à dix-huit ans, fièvre typhoïde ; à vingt ans, chancre induré suivi d'accidents consécutifs ; à trente ans, fièvre intermittente simple pendant quelques mois. Néanmoins, M. X... a mené une vie assez régulière.

En 1861, léger affaiblissement de la vue pendant six semaines ; l'année suivante, il constate une diminution sensible dans les actes génésiques. Quelques mois plus tard, les fonctions génitales semblent devenues plus actives lorsque tout à coup éclatent les accidents paraplégiques ; c'était en juin 1863.

Dans l'espace de deux mois, la parésie musculaire est complète, et M. X... ne peut même plus conserver la station debout ; légère altération de la sensibilité ; simples fourmillements à la plante des pieds ; pas de douleurs fulgurantes ; constipation opiniâtre ; peu de parésie vésicale. Son médecin fait cinq applications de cautérisations pointillées tout le long du rachis et prescrit l'iodure de potassium à l'intérieur ; résultat excellent ; en quelques mois M. X... arrive à marcher avec une canne et l'aide d'un bras ; l'altération de la sensibilité diminue, ainsi que la constipation. Mais à partir du mois d'octobre 1863, les progrès n'étant plus sensibles, on décide l'emploi de l'hydrothérapie et de la noix vomique ; cette dernière est employée pendant trois mois ; la médication hydriatrique est commencée au mois de mars suivant.

La marche est encore pénible et caractéristique de la parésie musculaire des membres inférieurs; il faut au moins une canne et le bras d'un aide; pas de douleurs le long du rachis; la vessie fonctionne assez bien; la constipation toujours accusée; la plante des pieds, le siége de fourmillements prononcés, et les érections nulles.

Le traitement a pour base l'emploi méthodique des sudations avec frictions, massage, douches écossaises, etc. Il est fait pendant trois mois très-régulièrement; amélioration notable. M. X... revient encore une deuxième fois; conditions pathologiques semblables; amélioration persistante; mêmes procédés hydriatriques employés, pas de nouveaux progrès.

L'année suivante, alors que tout traitement était abandonné depuis un an environ, appelé par ses affaires à Paris, M. X... est pris tout à coup, sans qu'on puisse en déceler la cause, de *paralysie ascendante aiguë*, bientôt suivie d'accidents cérébraux mortels.

Evidemment, à un moment donné, la maladie a revêtu un nouveau caractère, heureusement fort rare, et auquel le tempérament sanguin très-accusé de M. X... et sa constitution apoplectique le prédisposait beaucoup.

Quoi qu'il en soit, grâce aux précautions prises et à la prudence apportée dans l'application du traitement hydrothérapique, on put, sans accident, améliorer notablement la position du malade. A coup sûr, un résultat tout contraire pouvait bien arriver, comme la chose a eu lieu un an après à Paris, si M. X... avait été confié à des mains inexpérimentées ou imprudentes.

Le second fait a été observé plus récemment. M. X..., percepteur des contributions, est adressé le 4 avril 1873, par MM. les Drs Gassies, de Montpont, et Bardy-Delisle, de Périgueux. Quarante-cinq ans; tempérament très-sanguin, constitution forte, caractère colère et difficile.

Toujours habitué à vivre au grand air et à faire beaucoup d'exercice, pendant la guerre de 1870, M. X... fait un travail de bureau considérable; il en éprouve une grande fatigue morale et physique. Il était dans ces conditions organopathiques fâcheuses, lorsque les 14, 18, 19 et 20 janvier 1873, en montant dans une voiture découverte, il subit tour à tour l'influence du froid et de la pluie, le corps étant en sueur; aussitôt rentré chez lui, il change de linge, néanmoins la réaction est incomplète.

Dès ce moment, légère parésie des membres inférieurs

s'accompagnant de fourmillements aux pieds et d'une névralgie sciatique double ; cette dernière dure trois jours à peine. Son médecin habituel prescrit des préparations opiacées et des pilules de noix vomique ; le mal empirant rapidement, M. X... ne veut plus de pilules. Une consultation a lieu, et l'on décide l'emploi de la médication hydrothérapique.

A son arrivée à *Longchamps,* le malade est dans les conditions suivantes :

La parésie musculaire est considérable, il fait à peine quelques pas péniblement en s'appuyant sur le bras d'un aide ; sensibilité générale, obtuse dans la totalité des membres inférieurs ; très-diminuée aux pieds ; parésie rectale et vésicale accentuée ; pas de douleurs spontanées ou à la pression le long du rachis.

M. X... est soumis à un traitement hydrothérapique essentiellement révulsif, secondé par les préparations d'atropine, d'ergotine et de sulfate de quinine.

En six semaines, l'amélioration est considérable ; la vessie, le rectum fonctionnent mieux ; les fourmillements aux pieds, à peine accusés et la marche assez facile pour avoir à peine besoin de l'appui d'une canne. Sans nul doute, si le traitement avait été continué, la guérison eût été complète. Malheureusement il ne put en être ainsi, et, ne tenant aucun compte de nos avis, le malade voulut reprendre immédiatement ses travaux de comptabilité ; en raison de sa constitution et de son tempérament très-sanguin, ce que nous redoutions comme imminent, survint quelque temps après ; il y eut des accidents cérébraux fort graves.

Ainsi donc, dans les affections médullaires de nature *congestive,* il faut manier tout à la fois prudemment et très-énergiquement le calorique et les diverses formules hydrothérapiques indiquées en pareil cas.

A ces conditions, l'on peut et l'on doit espérer beaucoup de la médication hydrothérapique, comme le prouvent les faits précédents, empruntés à titre d'exemple au groupe considérable de malades de ce genre reçus depuis quinze ans. Les procédés spéciaux de cette partie de la médication hydrothérapique sont encore susceptibles de nouveaux perfectionnements. Déjà nous en avons apporté un considérable dans la création de la douche écossaise à *un seul jet,* et nous comptons bien en apporter d'autres dans les nouvelles installations hydrothérapiques et électriques dont *Longchamps* sera doté avant peu.

§ IV

**Des formes les plus fréquentes de paraplégies des
membres inférieurs de nature congestive, justi-
ciables de la médication hydrothérapique. —
Paralysies à frigore, rhumatismales, par suppression du flux menstruel, etc.**

Après l'exposé des préceptes hydriatriques qu'on doit
suivre de préférence dans le traitement des paraplégies
de nature congestive, il nous paraît utile de signaler les
formes de paraplégies le plus fréquemment observées
dans les cliniques hydrothérapiques.

Ce sont, par ordre de fréquence : les paraplégies *à frigore*
et celles survenant à la suite de la suppression brusque du
flux menstruel ; encore ces dernières se confondent-elles
dans une certaine mesure avec les précédentes, puisque le
point de départ dans cette seconde forme est le plus souvent
aussi un coup de froid.

La première de ces paraplégies est presque exclusive au
sexe masculin.

Aux exemples de paraplégies congestives *à frigore* cités
dans le précédent paragraphe, joignons les suivants :

M. X..., négociant en dentelle, trente-six ans, d'un tempérament ·lymphatique et d'une constitution moyenne,
éprouve tout à coup, à la fin de juin 1872, un engourdissement de tout le membre inférieur gauche avec contracture
des orteils de ce côté, et fourmillements à la plante du
pied.

Ces symptômes alarmants, survenus sans cause bien
apparente, paraissent s'atténuer rapidement à l'aide du
bromure de potassium à l'intérieur et des frictions sur le
membre et les lombes avec le liniment de Rosen.

Mais trois semaines plus tard, ayant assez chaud, M. X. reste
longtemps assis à une table de café au milieu d'un jardin,
à la campagne ; il est saisi par le froid ; sa jambe déjà
prise s'engourdit immédiatement, et l'autre, indemne jusque-là, présente des symptômes analogues.

Dès le lendemain, la paraplégie est très-caractérisée ;
plus d'érection ; la vessie fonctionne mal, le rectum est
paresseux et la marche à peine possible ; les contractures
du début existent encore, mais déjà font place à une diminution considérable de la motilité ; pas de douleur spontanée ni à la pression le long du rachis.

2

Le malade est adressé à *Longchamps*, par son médecin, M. le Dr Métadier.

Les formules hydrothérapiques signalées précédemment sont employées Pendant les premiers jours, le mal fait encore des progrès, et il survient une légère eschare au sacrum. A ce moment, la maladie a acquis toute son intensité; elle est fort grave. Peu après cette époque, légère amélioration s'accentuant lentement, mais d'une manière évidente. L'eschare se limite très-vite, et l'engourdissement diminue, ainsi que la parésie musculaire. Néanmoins, comme la situation est encore fort sérieuse, une consultation a lieu avec le concours de MM. Denucé et Vergely.

On confirme le diagnostic de congestion intense de la moelle; pour le moment on conseille la continuation de la médication hydrothérapique, des préparations d'ergotine, et de sulfate de quinine à l'intérieur et des ventouses sèches le long du rachis; plus tard, une fois la période aiguë passée, l'usage des eaux de Balaruc et des révulsifs cutanés, vésicatoires, cautères et pointes de feu.

L'hydrothérapie est donc continuée encore quelques jours; mais, à notre avis très-formellement exprimé, *pas assez longtemps*, car, à partir de son abandon, l'amélioration fait très-peu de progrès, malgré toutes les médications nouvelles auxquelles on a recours.

Le dernier cas de paraplégie congestive *à frigore* que nous désirons citer est celui d'une marchande de la halle au poisson, chez laquelle l'affection semble avoir eu pour origine l'action chronique et continue du froid humide.

Il s'agit d'une femme bien constituée, forte, âgée de trente-quatre ans, et d'un tempérament sanguin. Son état de tripière à la halle l'expose à des coups de froid continuels, avec cette circonstance aggravante qu'elle est souvent obligée de se mouiller les mains et d'avoir les pieds dans l'eau, car elle nettoie en même temps qu'elle vend sa marchandise. La paraplégie encore incomplète dont elle est atteinte, remonte à six semaines.

Comme toujours, elle a suivi la marche classique; fourmillements à la plante des pieds, puis engourdissement de ces extrémités; analgésie générale. En outre, il existe ici une sensation de froid, très-accusée, tout le long des membres supérieurs.

.. Dans ce cas, l'analgésie offre une variation d'intensité intéressante à noter; debout, ou en marche, l'engourdissement cutané ne remonte pas au-dessus des genoux; une fois la malade couchée depuis un certain temps, il arrive jusqu'aux hanches; se lève-t-elle de nouveau, il diminue, puis disparaît des hanches aux genoux.

La parésie musculaire est encore incomplète; la marche est possible même sans aide; mais la fatigue arrive très-vite et il faut s'asseoir au bout de quelques pas; elle urine et va bien à la selle; les règles marchent régulièrement; il n'existe aucun symptôme ni antécédents hystériques; veuve depuis dix-huit mois, elle a eu quatre enfants : son dernier il y a quatre ans; pas d'affection utérine, bon appétit, santé générale satisfaisante.

Soumise aux sudations au fauteuil appliquées énergiquement chaque jour, et suivies de douches en jet puissantes, aux douches écossaises et aux ventouses sèches placées le long du rachis, en quelques semaines elle arrive à une guérison complète.

Elle avait été adressée à *Longchamps* par M. le Dr Lande, alors premier interne à l'hôpital Saint-André.

La suppression plus ou moins brusque de la menstruation, particulièrement sous l'influence du froid, disions-nous tout à l'heure, est une cause assez fréquente de paraplégie congestive dans le sexe féminin, et les résultats obtenus à l'aide de la médication hydrothérapique, *employée de bonne heure,* sont presque toujours très-satisfaisants.

Quelquefois, la paraplégie congestive est due à la suppression physiologique *naturelle* du flux menstruel.

Dans ce cas, l'hydrothérapie réussit encore mieux, alors même que la maladie date d'un certain temps. Cette paraplégie hypérémique n'a pas une tendance inflammatoire (accident toujours très-redoutable par ses suites immédiates ou éloignées). comme lorsqu'elle a pour origine apparente la suppression *brusque* de la menstruation et pour origine vraie un coup de froid, ou l'action prolongée de l'humidité.

Cette variété de paraplégie *à frigore* est quelquefois le point de départ d'une sclérose secondaire des faisceaux moteurs de la nature la plus rebelle, sclérose confondue autrefois avec la myélite chronique proprement dite, si du moins il faut encore aujourd'hui conserver cette dernière expression.

Mais, pour en revenir à la question, voici un cas de

paraplégie congestive survenue assez brusquement à l'époque de la menopause chez une femme de quarante-sept ans, d'une constitution assez forte et d'un tempérament nerveux. Cette malade a été adressée à *Longchamps* par M. le Dr Chatard, au mois de mai 1867.

Il y a deux mois, sans cause apparente, les règles ont manqué; à l'époque où elles devaient venir, Mlle X... éprouva des fourmillements avec engourdissement aux pieds; en même temps, pesanteur abdominale, vomissements, douleurs sourdes et profondes le long du rachis. La malade ne tint aucun compte de ces signes précurseurs importants et ne consulta pas son médecin. Le mois suivant, les règles manquent encore; et, nouvelle coïncidence, ou plutôt effet consécutif immédiat, se traduisant par une augmentation rapide des symptômes déjà signalés.

L'analgésie gagne jusqu'aux hanches; la faiblesse musculaire devient manifeste; bientôt la marche n'est plus possible sans aide; enfin, huit jours avant le début du traitement hydrothérapique, la malade ne quitte plus la position horizontale. Mlle X... accuse toujours une douleur sourde et profonde sur tout le trajet de la colonne vertébrale et une sensation pénible de froid dans les membres inférieurs; la vessie et le rectum sont un peu paresseux; les troubles gastriques du début n'ont pas reparu.

Pendant quelques semaines, Mlle X... fut soumise au traitement hydrothérapique et adjuvant précédemment formulé; le résultat en fut rapide et satisfaisant, et la guérison complète quoique la menstruation n'ait pas reparu.

On ne saurait trop insister sur les avantages qu'offre l'hydrothérapie dans les paraplégies congestives *à frigore* et dans celles dues à la suppression du flux menstruel.

Néanmoins, malgré les exemples relativement fréquents de guérison ou tout au moins d'amélioration considérable obtenue en pareil cas, il est des exceptions constituant de cruels mécomptes, et les passer sous silence serait laisser croire à la permanence du succès, prétention qui ne peut jamais être digne d'une médication sérieusement pratiquée et préconisée.

Un jour nous raconterons l'histoire curieuse d'une pauvre fille de trente-cinq ans, adressée à *Longchamps*, au mois de mai 1866, par M. le Dr Mabit, pour une paraplégie congestive survenue brusquement à la suite de l'arrêt du flux menstruel qui venait de paraître.

Un premier traitement hydrothérapique, ayant pour base de simples douches, entrepris presque aussitôt après le début des accidents réussit admirablement, et Mlle X... était pour ainsi dire guérie lorsque survint l'époque suivante, redoutée par nous tous.

Comme précédemment, à peine les règles parurent-elles pendant vingt-quatre heures; aussitôt après, la paraplégie revint plus intense que jamais. Cette fois, nous fûmes impuissants à conjurer le mal.

Les symptômes kinesodiques et œsthesodiques gagnèrent rapidement la totalité des deux membres inférieurs et des régions fessières; le rectum et la vessie furent complètement paralysés; une eschare au sacrum parut bientôt, prit des proportions considérables et son élimination détermina des symptômes typhiques auxquels la malade succomba rapidement. L'évolution entière de la maladie avait à peine duré deux mois.

Les bains chauds, les sinapismes et les sangsues à la face interne des cuisses, les stimulants les plus énergiques pris à l'intérieur et les préparations drastiques avaient été employées sans aucun résultat avant et pendant la médication hydrothérapique.

Quoique la nécropsie n'ait pas été faite, on est autorisé à donner l'interprétation suivante de la marche anatomique de la maladie.

Une première fois, une simple congestion sanguine aiguë de la moelle fut la conséquence immédiate de l'arrêt brusque du flux menstruel dans les premières vingt-quatre heures de son apparition.

Les agents précédemment indiqués ne réussissant pas, l'hydrothérapie intervient et le résultat est aussi rapide que satisfaisant. Malheureusement le temps est insuffisant pour préparer de bonnes conditions physiologiques au retour du flux menstruel. De nouveau il paraît, mais s'arrête presque aussitôt et survient alors fort probablement une hémorrhagie de la moelle à laquelle a succombé rapidement cette intéressante malade.

Après la paraplégie congestive *à frigore* ou par suppression du flux menstruel, celles observées encore assez souvent dans les cliniques hydrothérapiques ont pour origine la diathèse rhumatismale. Ces paraplégies diathésiques ont encore le plus souvent pour origine vraie un *coup de froid*, et ont toutes les allures des paraplégies simples *à frigore*. Leur traitement hydrothérapique est donc le même en principe. Toutefois, il est utile d'aromatiser les sudations avec la térébenthine, d'insister sur l'iodure de potassium à l'intérieur, voire même dans certains cas sur les préparations de colchique.

Dans le premier paragraphe de ce travail il a été rapporté un cas de paraplégie rhumatismale *à frigore* de date récente, dans lequel la médication hydrothérapique a parfaitement réussi. En voici un deuxième, tout aussi intéressant.

M. X..., âgé de trente-neuf ans, d'un tempérament nerveux, sanguin et d'une bonne constitution est adressé à *Longchamps* par M. le Dr Blanc, d'Orthez, au mois d'avril 1864.

Ce malade, chargé de la direction de travaux considérables sur la ligne de Pau à Bayonne, a été souvent exposé à la pluie et à des coups de froid très-vifs, le corps étant en sueur. Surviennent des douleurs rhumatismales articulaires pour lesquelles il se rend aux Boues de Dax. Quoique promptement débarrassé de ces douleurs, à cette même époque, apparaissent les symptômes actuels. Au début, jambes lourdes, fatigue rapide à la marche; l'équilibre est-il rompu, chutes faciles; sensation cotonneuse à la plante des pieds, vessie et rectum paresseux, forces génitales très-diminuées, pas de douleurs le long du rachis.

M. X... fait un traitement hydrothérapique de deux mois: amélioration considérable.

Ici s'arrête l'exposé des paraplégies congestives simples *à frigore* réclamant une médication hydrothérapique commune. Le paragraphe suivant est consacré à l'étude des paraplégies dans lesquelles l'action primitive du froid est peu ou pas établie, tandis que celle d'un agent infectieux, virulent ou toxique est hors de doute. Ces paraplégies doivent à leur origine spéciale un cachet particulier, d'où ressortent le plus souvent des indications hydrothérapiques différentes de celles fournies par les paraplégies *à frigore*.

Il semble établi qu'en pareil cas, la congestion médullaire ne serait pas le fait dominant, il existerait plutôt une anémie du système nerveux, de là l'épithète d'*ischémique* applicable souvent à ces paraplégies d'origine spécifique. D'autrefois, cependant, elles sont le résultat d'un processus congestif ou inflammatoire bien caractérisé.

§ V

Des principales formes de paraplégies ischémique et hypérémique d'origine spécifique. — Maladies virulentes, infectieuses, diathésiques. — Empoisonnements.

Les maladies infectieuses ou virulentes donnant le plus souvent naissance à la paraplégie, sont d'une part la syphilis et de l'autre la fièvre typhoïde et l'angine couenneuse.

Les cas de paraplégies syphilitiques par anémie médullaire sont fort rares. Il peut se faire également, et c'est même le cas le plus commun, que la paraplégie syphilitique soit plutôt due à une altération de même nature du tissu nerveux ou de ses enveloppes, ou bien encore à la compression exercée sur lui par une tumeur de voisinage de même origine. On les observe surtout chez les hommes atteints *tardivement* de syphilis. Il semble alors que l'organisme n'ayant plus la séve de la jeunesse, cède plus aisément à l'action dépressive et pénétrante du virus qui vient imprégner rapidement l'économie dans ses œuvres vives.

Souvent la paraplégie est précédée ou accompagnée d'une hémiplégie de même origine; mais comme gravité, les lésions sont loin de se ressembler et le pronostic est différent. L'hémiplégie syphilitique s'accompagne presque toujours d'un processus morbide de même nature ayant plus ou moins altéré la substance cérébrale; elle est très-rarement complètement curable. La paraplégie de même origine n'est souvent caractérisée au début que par une simple congestion sanguine ou une anémie médullaire, et dans ces conditions, bien plus accessible à nos moyens d'action.

Il faut donc être prévenu de cette circonstance pour éviter des mécomptes dans le pronostic. Ainsi, nous avons eu plusieurs fois à soigner des paraplégiques et des hémiplégiques syphilitiques tout à la fois. Le traitement de la paraplégie par révulsion calorique employé ici avec une extrême prudence à cause des accidents cérébraux concomitants, amenait une amélioration rapide; bientôt le membre non frappé d'hémiplégie récupérait ses forces, mais le membre supérieur opposé restait en chemin, et au fur et à mesure que la paraplégie disparaissait, la démarche caractéristique de l'hémiplégie s'accentuait davantage.

Nous citerons entre autres faits, celui d'un jeune homme d'un tempérament lymphatique, d'une constitution chétive, âgé de vingt-huit ans, adressé à *Longchamps* par M. le Dᴿ Bensse, au mois d'avril 1870.

Quand nous le vîmes pour la première fois, les accidents remontaient à trois ans et le chancre infectant à cinq ans.

Sous l'influence de la médication hydrothérapique et des spécifiques, la paraplégie céda notablement, mais il n'en fut pas de même de l'hémiplégie. Plus tard, M. X... alla à Baréges, à Dax, revint ensuite à *Longchamps*. Ces divers traitements balnéaires, augmentèrent encore le résultat obtenu dès le principe par la médication hydrothérapique.

A la médication révulsive calorique, il faut joindre l'action tonique des douches froides dans les accidents nerveux syphilitiques, car ces derniers s'accompagnent presque toujours d'une anémie accentuée et rebelle. Il est inutile d'insister sur la nécessité absolue de continuer ou de reprendre concurremment la médication *spécifique*. Elle acquiert alors une énergie toute nouvelle, grâce à l'impulsion profonde imprimée à tout l'organisme par la médication hydrothérapique. Là est la véritable explication des effets étonnants de l'hydrothérapie dans les syphilis anciennes et rebelles, ainsi que nous l'avons établi par des faits très-curieux présentés à la Société d'hydrologie, il y a plus de dix ans.

Pendant la convalescence de la fièvre typhoïde, et dans des circonstances bien rares, il survient de la paraplégie vraie. Le plus souvent, au contraire, on observe de la parésie ayant frappé les muscles par groupes isolés et s'accompagnant de lésions de nutrition, atrophie musculaire simple, contracture permanente ou passagère.

La plupart des sujets de cette classe sont anémiques; leur convalescence est plus ou moins languissante. Aussi, chez eux, faut-il user avec beaucoup de modération de la médication révulsive, par action calorique, insister de préférence sur l'action tonique de l'hydrothérapie et lui adjoindre souvent l'électrisation par courants continus. Du reste, cette médication complémentaire, indispensable en pareil cas, est toujours un excellent adjuvant de la médication hydrothérapique pour le traitement général des différentes formes de paraplégies ; mais avec cette réserve, cependant, qu'il est toujours prudent de ne pas y recourir quand la congestion marche rapidement et qu'elle acquiert subitement une grande intensité. Une fois la poussée congestive épuisée et si l'on n'en redoute pas une nouvelle, on peut alors y recourir utilement. Les mêmes craintes n'existent pas dans les paraplégies ischémiques.

Un fait intéressant de paraplégie suite de fièvre typhoïde a été recueilli à *Longchamps,* en décembre 1864.

Mme X..., trente ans, tempérament lymphatique, constitution délicate, est adressée par MM. Darricau, de Bayonne, et Diursurberg, de Baïgorry (Basses-Pyrénées).

Du 14 janvier au 15 avril 1864, Mlle X... avait eu une fièvre typhoïde adynamique très-grave, avec hémorrhagies intestinale et nasale abondantes.

Quelques jours avant la fin de l'affection, tout à coup mieux subit et inespéré pendant vingt-quatre heures, puis, retour immédiat des symptômes fébriles ; mais en même temps, pendant quarante-huit heures, douleurs atroces occupant la région dorsale des pieds, les gros orteils et la crête des tibias. Y avait-il eu hémorrhagie ou congestion médullaire ?

Cette névralgie singulière résiste à tout et disparaît d'elle-même au bout de vingt jours. En même temps, paralysie des extenseurs des avant-bras ressemblant à celle d'origine saturnine.

Avec la disparition de la fièvre secondaire pendant laquelle s'étaient développés les accidents précédents, la paraplégie des avant-bras diminue et disparaît tout à fait au bout de six semaines.

Pour apporter quelque soulagement aux douleurs atroces éprouvées, Mme X... maintient les jambes ployées sous les cuisses ; la névralgie disparue, elle redresse ses membres inférieurs et l'on constate alors une paralysie complète des fléchisseurs et des extenseurs du pied sur la jambe ; en même temps, analgésie des tissus superficiels et profonds de ces parties. On ne réveille aucune douleur sur le trajet de la colonne vertébrale.

On a recours à des liniments, à la strychnine et à l'électricité ; l'effet obtenu étant peu satisfaisant, Mme X... est envoyée à Cauterets. Sous la direction de MM. Cardinal et Flurin, elle prend quarante bains à César, puis dix douches écossaises. Effet excellent ; arrivée tout à fait infirme,

Mme X... en repart pouvant marcher à l'aide d'une béquille et du bras d'un aide. Néanmoins, le résultat obtenu ne faisant plus de progrès ultérieurs, on se décide à recourir à la médication hydrothérapique.

L'état actuel peut être ainsi résumé :

Paralysie incomplète des fléchisseurs et des extenseurs des pieds sur les jambes; amaigrissement considérable de ces dernières; marche très-difficile; plus d'analgésie; état général excellent, bon appétit, digestion facile ; l'intellect a été profondément ébranlé et la mémoire est restée paresseuse.

M^mé X... est soumise aux douches toniques, aux douches écossaises, à quelques sudations, au massage et à la gymnastique. Plus tard, dans un cas pareil, nous n'aurions pas hésité à adjoindre les *courants continus* aux moyens précédents.

Le traitement dure six semaines. On parvient à augmenter notablement l'amélioration déjà obtenue par les Eaux de Cauterets. Mais il est évident qu'à cette époque de la maladie, à la poussée congestive initiale avait succédé une lésion scléreuse consécutive contre laquelle nos moyens d'action étaient bien plus limités.

A l'époque de la convalescence, l'angine couenneuse s'accompagne fréquemment de parésie musculaire. Le plus souvent l'accident intercurrent ne frappe que le voile du palais; parfois la parésie atteint les membres supérieurs et enfin, très-rarement elle se généralise à tous les membres.

Du reste, la rapidité avec laquelle vient et disparaît cette affection concomitante, démontre sa nature essentiellement ischémique et liée à l'anémie.

En voici un exemple intéressant :

M. X..., de Podensac, vingt-huit ans, tempérament lymphatique nerveux, constitution chétive, fut adressé à *Longchamps*, par M. le Dr Fontainemarie, au mois de juin 1867.

Au mois de mars précédent, angine couenneuse grave; à la convalescence, paralysie du voile du palais disparue au bout de quinze jours, grâce aux préparations toniques. Quelques jours plus tard survient une parésie généralisée aux quatre membres, mais en principe plus prononcée aux membres supérieurs.

Depuis trois semaines les bras vont mieux, mais la paralysie est plus accentuée dans les jambes et la marche est devenue très-difficile. Il existe une légère diminution de la sensibilité au froid et à la chaleur, tandis que celle à la douleur est intacte; la vessie et le rectum fonctionnent assez bien, il y a des érections.

Le teint général est profondément anémique.

Ce malade a été exclusivement soumis à l'action tonique et révulsive des douches froides et des douches écossaises pendant six semaines ; on n'a eu recours ni aux sudations, ni aux ventouses sèches, ni à l'électricité. A l'intérieur on a continué les préparations de fer et de quinquina. La guérison a été complète en six semaines, et depuis lors le malade jouit d'une excellente santé, ce dont il a eu soin de nous faire part à différentes reprises.

L'herpétisme donne très-rarement lieu à des accidents de paraplégie. Le seul cas que nous aurions à citer est des plus douteux, car antérieurement il existait une affection utérine qui pouvait bien être la cause réelle de la paraplégie, comme on l'observe quelquefois. Cette observation appartient donc plutôt aux paraplégies ischémiques d'ordre réflexe et sera l'objet d'une mention dans le paragraphe suivant.

Les paraplégies ischémiques dues à un agent toxique ne sont pas communes et très-rarement observées dans les cliniques hydrothérapiques privées. Le plus souvent l'agent toxique détermine une parésie d'un cachet tout spécial qui s'éloigne tout à fait de celui de la paraplégie proprement dite. Telles sont les paraplégies saturnines localisées aux membres supérieurs, particulièrement aux extenseurs de la main et le tremblement mercuriel généralisé à tous les membres, mais encore plus spécialement aux bras.

Dans de bien rares circonstances, nous avons observé de la parésie musculaire généralisée aux membres inférieurs et due à une intoxication plombique. En pareil cas, l'anémie domine beaucoup; aussi, malgré la nécessité d'agir vigoureusement, de réveiller l'excitabilité musculaire à l'aide de la révulsion calorique et des courants continus, est-on souvent obligé de suspendre leur action et de les remplacer par des douches toniques reconstituantes.

Les douches sulfureuses doivent également être employées concurremment et dès le début du traitement.

Peut-être ont-elles une action spéciale due à leur composition chimique ; mais jusqu'ici les recherches faites dans ce sens ne l'ont pas suffisamment démontré.

Dans la paraplégie d'origine mercurielle, il est nécessaire d'insister encore plus sur l'action tonique de l'hydrothérapie et de n'employer la sudation qu'à titre d'agent sudorifique. En pareil cas la sudation a pour but principal, en réveillant les fonctions de la peau, de favoriser l'élimination de l'agent toxique.

Dans ces paraplégies, l'électrisation par les *courants continus* est toujours appelée à rendre de grands services, comme chaque jour nous en recueillons des exemples dans le service hydrothérapique des hôpitaux de Bordeaux, que nous avons l'honneur de diriger. On peut donc dire, sans exagération, que, dans le traitement des paraplégies dues à un empoisonnement métallique, la médication électrique joue un rôle aussi important que la thérapeutique hydrothérapique.

§ VI

Des Paraplégies des membres inférieurs réputés d'origine réflexe. — Influence des affections de la matrice, de l'hystérie et des excès de coït sur leur production. — Préceptes hydrothérapiques appropriés.

Les paraplégies étudiées dans les paragraphes précédents étaient dues à des congestions directes ou à l'anémie de la moelle. Dans le plus grand nombre de cas, l'action nocive du froid était la cause déterminante quand il s'agissait d'une congestion. De là l'indication spéciale de certaines formules hydrothérapiques.

Dans le groupe qui suit, le mécanisme de la congestion rachidienne ou de l'anémie est encore mal connu ; on le désigne d'un mot séduisant en apparence — *paraplégie d'origine réflexe* — mais au fond très-vague lorsqu'on veut serrer de près son interprétation physiologique et pathologique. Il n'en indique pas moins un ordre de paraplégies congestive ou ischémique bien distinct des cas précédents, et dans lequel les affections des organes génitaux jouent souvent le rôle prépondérant de cause prédisposante ou occasionnelle.

Ces paraplégies se rencontrent presque toujours dans le

sexe féminin. Le plus souvent une affection utérine en est le point de départ. En voici un exemple intéressant :

Mme X... est adressée à *Longchamps* par M. le Dr Denucé, au mois de juin 1869.

Quarante ans, tempérament lymphatique, nerveux; constitution faible: cette malade a eu deux enfants, le dernier il y a quatorze ans: l'accouchement a été des plus naturels; néanmoins, à la suite, convalescence très-longue.

Il y a quinze mois, tout à coup, sans cause apparente, sans signe précurseur, Mme X... éprouve de la peine à marcher; la station debout détermine une fatigue rapide; bientôt elle ne peut plus quitter sa chambre. La sensibilité des membres inférieurs est intacte; rien à la vessie ni au rectum; chaleur douloureuse au niveau de l'hypogastre; pas de douleur à la région lombaire; menstruation régulière et peu abondante; pendant cette période, les symptômes de congestion utérine sont plus accusés.

Après avoir eu recours aux bains locaux et généraux, M. Denucé procède à un examen et constate un engorgement du col avec des granulations et une rétroversion considérable. Sous l'influence des cautérisations au nitrate d'argent et de deux applications de fer rouge, l'engorgement et les granulations disparaissent; la rétroversion et la paraplégie ne subissent aucune modification; M. Denucé conseille alors la médication hydrothérapique et nous adresse la malade.

Mme X... est soumise aux douches générales et locales, révulsives et toniques.

Un premier traitement de six semaines, fait en 1869, produit peu d'effet; mais les deux années suivantes, le même traitement est suivi d'une guérison complète. Pour amener cet heureux résultat, il avait suffi d'apporter une modification radicale dans la manière de faire prendre les bains de siége révulsifs à épingles. Ce traitement avait eu une durée effective de plus de six mois.

Mais, même dans ces conditions favorables, on n'est pas toujours aussi heureux, témoin le fait auquel nous faisions allusion dans le paragraphe précédent, à propos de la paraplégie ischémique d'origine herpétique.

Mme X... est adressée à *Longchamps* au mois de décembre 1868 par son médecin, M. Lugeol père. C'est une femme de quarante et un ans, lymphatique et de constitution chétive. Elle a eu trois enfants, le dernier est âgé de huit ans; depuis lors, engorgement utérin s'accompagnant d'une leucorrhée abondante et de douleurs lombaires et hypogastriques.

Les douleurs lombaires se prolongent tout le long du rachis et prennent la forme d'une névralgie; la parésie musculaire n'est pas prononcée au point d'interdire la marche pendant quelques minutes, avec l'appui d'un aide; la station debout entraîne également une fatigue rapide; il existe de légers fourmillements à la plante des pieds; partout ailleurs, la sensibilité est intacte; la vessie et le rectum fonctionnent assez bien; règles peu abondantes et régulières. Il existe également un pytiriasis capitis extrêmement abondant, des plaques de pytiriasis versicolor généralisé et une exfoliation de la langue de même origine.

Mme X... est soumise pendant trois mois à un traitement hydrothérapique composé de douches révulsives et toniques, générales et locales, de quelques applications caloriques; au fer, au quinquina et à l'arsenic. Le résultat obtenu fut médiocre: les accidents utérins disparurent, mais la paraplégie persista en partie; peut-être eût-il fallu continuer plus longtemps la médication.

La même paraplégie réflexe peut s'observer chez une fille, et la conduite à tenir sera analogue; en voici un exemple :

Mlle X..., trente-deux ans, tempérament lymphatique, constitution chétive, est adressée à *Longchamps*, par M. le Dr Cazenave, au mois de décembre 1869,

En 1855, pendant une saison de bains de mer, tout à coup éclatent les symptômes d'une congestion utérine et, presque en même temps, une légère parésie musculaire. Dès lors, Mlle X... se plaint constamment de douleurs dans les lombes, s'exagérant aux époques, et de difficulté extrême pour redresser le buste, marcher ou conserver la station debout.

En 1865, son médecin, M le Dr Pujo, se décide à pratiquer un examen local qui permet de constater une antéversion considérable. On prescrit une ceinture hypogastrique; à l'aide de ce bandage, la marche est plus facile et les autres symptômes diminuent notablement.

Cette amélioration dure depuis quatre ans, lorsque tout à coup surviennent spontanément des fourmillements aux pieds, de l'engourdissement dans les membres inférieurs, et une faiblesse musculaire prononcée dans ces mêmes régions; bientôt quelques pas ne sont plus possibles sans un aide; le rectum fonctionne bien; peu de douleurs au niveau du rachis; bon appétit; menstruation régulière.

Cet état assez complexe paraît avoir une origine utérine et en même temps tenir à une congestion franche de la moelle. En tout état de cause, nous avons recours à un traitement mixte, emprunté à ceux de ces deux ordres de paraplégies; douches toniques et révulsives, calorique, vin de quinquina, ergotine à petite dose, etc. En six semaines, sous l'influence de ce traitement, il y a une amélioration notable; malheureusement, un pareil état pathologique exigeait un traitement de plusieurs mois pour réussir complètement.

Sans vouloir faire jouer à l'appareil utérin un rôle trop prépondérant dans le développement de la *maladie hystérique*, il est bien certain qu'il n'y est pas étranger. A ce titre, les paraplégies de cette nature, paraplégies essentiellement réflexes et ischémiques, si l'on en croit les auteurs, trouvent leur place naturelle à côté des précédentes.

Ces parésies se rencontrent fréquemment dans les cliniques hydrothérapiques. A côté de résultats extrêmement remarquables, elles procurent parfois les mécomptes les plus inattendus; de sorte qu'en pareil cas on est souvent embarrassé pour asseoir son jugement et poser un pronostic sérieux.

Ces paraplégies ont une allure classique bien connue; rarement la vessie et le rectum sont atteints; souvent la sensibilité est complètement abolie: ce symptôme est même parfois plus prononcé que dans la paraplégie due à de graves lésions médullaires. La parésie musculaire est plus ou moins complète; quelquefois elle s'accompagne d'une contracture passagère ou permanente limitée à quelques groupes musculaires isolés; peu ou pas de rachialgie; appétit bizarre; état général variable; menstruation plus ou moins troublée; nervosisme toujours accentué.

Un des plus beaux cas de paraplégie hystérique dans lequel les médications électrique et hydrothérapique combinées ont donné un résultat remarquable, nous fut adressé d'Agen, au mois de novembre 1873, par M. le Dr Belloc, médecin de la malade.

La paraplégie datait de dix-huit mois; elle était complète. Sous l'influence de l'électricité et des douches, la guérison fut obtenue en quatre mois. Depuis lors, de nouveaux accidents ont paru, mais la paraplégie n'est pas revenue. Ce cas fort curieux est un type de maladie hystérique anormale dont l'histoire trouvera encore mieux sa place dans le chapitre où nous nous occuperons du traitement de la maladie hystérique par l'hydrothérapie.

Il est des cas, disions-nous tout à l'heure, où l'on est loin d'être aussi heureux, témoin celui d'une jeune religieuse de vingt-deux ans qui, en 1866, fut adressée à *Longchamps* par M. le Dr Gellie.

Ici, la paraplégie n'était pas complète; la marche était encore possible à l'aide de béquilles et d'un aide; la parésie avait gagné les muscles du tronc, de sorte que le corps se déjetait en avant, en arrière, et prenait les attitudes les plus bizarres. Avec un traitement de deux mois, nous parvînmes à peine à améliorer légèrement la position de cette intéressante malade. Nous serions tenté d'affirmer qu'à l'aide d'un traitement hydrothérapique beaucoup plus long, nous aurions parfaitement réussi.

Toutes les formules hydrothérapiques préconisées dans les paraplégies en général peuvent être successivement indiquées dans les paraplégies réflexes d'origine hystérique. Mais il faut discerner avec soin le moment opportun de telles ou telles formules, sous peine d'exposer les malades à des fatigues inutiles ou excessives et la médication à un échec, — échec d'autant plus inattendu — qu'on est plus en droit de fonder des espérances sur les ressources précieuses que cette puissante médication met entre les mains d'un praticien bien familiarisé avec les pratiques hydrothérapiques.

Nous fondons aussi un grand espoir sur la médication électrique et spécialement sur les douches d'eau électrisée Nous avons entrepris des expériences dans ce but. M. Lambron, inspecteur des Eaux de Luchon, en a été témoin en 1868, et le fait de la transmission d'un courant électrique à l'aide d'une douche, a vivement surpris et intéressé notre savant confrère.

Comme il est difficile de ne pas *perdre en route* de l'électricité, dans des salles où règne l'humidité nous poursuivons nos recherches instrumentales pour obvier à ces difficultés pratiques.

Dans quelques cas rares, la paraplégie hystérique est

très-ancienne et s'accompagne de lésions de nutrition, ou de contractures chroniques. La maladie est alors entrée dans une nouvelle phase ; il est probable que des plaques de sclérose ont été la conséquence fâcheuse de poussées congestives trop prolongées, alternant avec une anémie médullaire plus ou moins durable. Il faut alors, dans le traitement hydrothérapique, suivre les préceptes généraux déjà formulés à propos de l'ataxie locomotrice et ne compter que rarement sur une guérison complète.

A côté des paraplégies de nature hystérique ou suite d'affection utérine, nous placerons volontiers celles dues à des excès de coït. Ces paraplégies ne sont jamais complètes ; elles ont toutes les allures des paraplégies congestives ; fréquentes dans les cliniques hydrothérapiques, on ne les observe que dans le sexe masculin.

Les faits suivants, brièvement résumés, permettront de juger la valeur de la médication hydrothérapique dans ce groupe de paraplégies. Il est nécessaire d'ajouter que, dans ces parésies, la médication électrique peut être très-utile et qu'elle marche de pair avec la précédente.

M. X... est adressé à *Longchamps* par son médecin, M. Diursurberg, de Baïgorry (Basses-Pyrénées), au mois d'avril 1865. C'est un homme de trente ans, d'un tempérament nerveux, d'une constitution ordinaire.

Agent-voyer, placé dans un poste très-actif, il ne s'est pas ménagé, et souvent, après une longue journée de travail, la nuit a été consacrée à dessiner. Marié depuis quatre ans, il a eu des rapports très-fréquents. Ainsi, surmené intellectuellement et physiquement, il éprouve depuis un an des tintements d'oreilles et de la gêne douloureuse dans la région lombaire.

Ne tenant aucun compte de ces symptômes précurseurs, le malade ne change rien à son genre de vie jusqu'au mois de décembre 1864. A cette époque, il éprouve de la lourdeur dans les jambes, il se fatigue vite à marcher et dans la station verticale il lui faut le bras d'un aide ; en même temps, la rachialgie s'accentue notablement ; les forces génitales déclinent. Rien du côté de la sensibilité ni de la vessie ; légère constipation ; pas de douleurs à la pression le long du rachis ; pas de fourmillements à la plante des pieds.

Ces conditions sont on ne peut plus favorables à une guérison rapide et complète. Elle est obtenue en cinq semaines, à l'aide d'un traitement hydrothérapique révulsif et tonique tout à la fois, suivi avec beaucoup de régularité, matin et soir.

Le fait suivant semble établir la relation de cause à effet d'une manière fort nette.

M. X... est un homme de trente et un ans, d'un tempérament lymphatique, d'une constitution ordinaire, adressé à *Longchamps*, à la fin de mars 1868, par son médecin, M. Buteau, de Saujeon (Charente-Inférieure).

Ce malade n'a jamais fait d'excès; il y a un an, il éprouva pendant quelques mois des douleurs rhumatoïdes et une névralgie sciatique aiguë à gauche. Depuis quatre mois environ, forces génitales diminuées, douleurs sourdes dans les reins. Un matin, après avoir eu avec sa femme un seul rapport, non sans quelque peine, il éprouve tout à coup un éblouissement, de la diplopie et un peu de faiblesse dans les membres inférieurs.

Cet état symptomatique persistant, M. X..., sur les conseils de son médecin, se décide à venir à Bordeaux recourir à la médication hydrothérapique.

M. X... a dans ses antécédents une blennorrhagie et un chancre non suivis d'accidents secondaires; néanmoins, quoiqu'il n'y ait pas encore eu de douleurs fulgurantes et d'incoordination dans les mouvements, le trouble oculaire initial laisse craindre l'existence d'une ataxie locomotrice tout à fait à son début.

Aussi, malgré des conditions pathologiques en apparence très-favorables, le traitement hydrothérapique ne donne pas une guérison complète, comme dans le cas précédent; le traitement employé est le même.

Le plus souvent la paraplégie, suite d'excès de coït, se rencontre chez les hommes de quarante ans et au-dessus, et dans ce cas, la parésie musculaire est notablement plus accusée que chez les individus de vingt-cinq à trente ans, témoin le fait suivant qui peut servir de type.

M. X. . a quarante ans; il est nerveux, sanguin et d'une bonne constitution. Avoué assez occupé, menant une vie de famille très-retirée, n'a jamais eu d'enfant et depuis très-longtemps commet des excès de coït. Adressé à *Longchamps*, par M. le Dr Verdo, de Marmande, au mois d'avril 1868.

Les premiers symptômes de parésie musculaire remontent à cinq ou six ans; ils ont augmenté insensiblement; en même temps les forces génitales ont diminué; pas de faiblesse de la vessie ni du rectum; pas de fourmillements à la plante des pieds, ni de rachialgie. Ce malade a des érections fréquentes la nuit; mais à peine veut-il fonctionner, que la turgescence des corps caverneux disparaît subitement.

M. X... ne pouvant prendre de longs congés, a fait en deux fois un traitement hydrothérapique de deux mois et demi. L'amélioration obtenue a été considérable, sauf en ce qui concerne les forces génitales.

Cependant, il est à propos de noter que, dans un grand nombre de cas, les fonctions génitales participent à l'amélioration générale; quelquefois même, cette reconstitution fonctionnelle se fait d'une manière remarquable.

Les cas d'impuissances génitales, tardives ou précoces, se présentent très-fréquemment dans les cliniques hydrothérapiques, et forment un chapitre distinct très-digne d'intérêt; car, à côté de quelques échecs, on rencontre souvent des succès du meilleur aloi. Les uns sont le résultat de ce simple excès, d'autres d'une prédisposition native ou d'une médication iodurée trop énergique et de longue durée, quelques-uns enfin, les signes précurseurs de maladies nerveuses très-graves et ne laissant aucun espoir. Nous nous proposons un jour d'attirer l'attention de nos confrères sur la valeur de ce symptôme comme élément de pronostic.

. Par conséquent, bornons-nous à répéter ici que les fluctuations dans l'intensité de la parésie génitale sont le corollaire habituel de celles de la parésie musculaire des membres inférieurs, et que l'amélioration obtenue dans celle-ci s'accompagne d'un résultat analogue dans le relèvement de celle-là.

§ VII

De la névropathie spinale ou rachialgie due à des émotions morales. — De la spinalgie des employés des trains de chemin de fer. — Préceptes hydrothérapiques appropriés.

Si l'ébranlement nerveux dû au spasme vénérien trop répété peut avoir pour conséquence prochaine ou éloi-

gnée une congestion rachidienne, les émotions violentes
de toute autre nature peuvent, dans de très-rares circonstances il est vrai, être suivies d'effets analogues. En pareil
cas, il semble que le cerveau, moins impressionnable que
d'habitude, a réagi énergiquement et repercuté d'une manière fâcheuse sur le centre médullaire, la commotion
nerveuse à laquelle il a résisté.

Les faits de ce genre sont très-exceptionnels. Dans un
relevé de la clinique de *Longchamps* de 1860 à 1869,
on ne trouve que trois cas à citer.

Dans le premier, il s'agissait d'un homme de qua-
rante-six ans, d'un tempérament sanguin et d'une constitution robuste. Il était boulanger à Limoges. Deux ans
auparavant, ayant éprouvé une émotion morale violente,
presque aussitôt après, jambes faibles, pieds engourdis.
Un peu plus tard, survient de temps à autre de l'incon-
tinence urinaire, et le rectum est paresseux.

Ce malade était prédisposé à de pareils accidents;
depuis quelques mois, il éprouvait des douleurs sourdes
dans les lombes, surtout lorsqu'il se baissait pour travailler
au pétrin. M. X... vint à peine pendant huit jours à *Longchamps* et n'obtint aucun résultat de cet essai hydrothérapique. Les formules employées avaient été celles conseillées pour le traitement des paraplégies congestives *à .
frigore*.

Le second fait est beaucoup plus intéressant à tous les
points de vue.

Mlle de X... a vingt-huit ans; nature forte et énergique,
quoique impressionnable. Elle a toujours joui d'une
excellente santé jusqu'à l'époque où débutèrent les premiers accidents de la maladie actuelle.

Il y a deux ans, Mlle de X... éprouve de grands chagrins
de famille; les causes de ces chagrins se reproduisent à
plusieurs reprises et, chaque fois, il survient un peu de
parésie musculaire avec rachialgie assez intense, léger
engourdissement de la plante des pieds et fourmillements
dans les cuisses et les mollets; rien du côté de la vessie ni
du rectum; menstruation régulière et abondante; aucun
symptôme d'hystérie. A chacune de ces crises, les symptômes paraplégiques paraissent et atteignent brusquement
leur summum d'intensité, puis ils diminuent lentement et
disparaissent tout à fait au bout de quelques jours ou de
quelques semaines, suivant la violence de la commotion
perçue.

Il y a deux mois, à l'une de ces crises plus intenses, la douleur rachidienne est plus aiguë et s'accompagne d'une céphalée rebelle et d'une névralgie sciatique double avec points douloureux très-accusés. Cette fois les symptômes de parésie musculaire ne disparaissent pas complètement et, dans ces conditions, MM. les Drs Cazenave, de Bordeaux, et Regnier, de Blaye, adressent Mlle de X... à *Longchamps,* au mois de décembre 1867.

La marche est encore assez facile; l'intensité de l'engourdissement des cuisses et des mollets, et des fourmillements à la plante des pieds est variable d'un jour à l'autre; le rachis est assez sensible à la pression, et de temps en temps quelques foyers de la névralgie sciatique reparaissent. Mlle de X... est pâle, légèrement essoufflée en marchant; appétit modéré; sommeil difficile.

Pendant deux mois, elle est soumise à un traitement hydrothérapique tonique, reconstituant et révulsif. On y joint le quinquina à l'intérieur et les ventouses sèches sur le rachis. Cette médication est suivie d'un plein succès, et la santé générale devient meilleure qu'elle n'avait jamais été.

La troisième observation à résumer constitue une histoire assez curieuse.

M. X..., quarante-quatre ans, tempérament très-nerveux, constitution ordinaire, est arrivé à *Longchamps,* au mois de mai 1865. Il y a vingt ans, à la suite d'émotions vives, il fut pris insidieusement d'accidents analogues à ceux constatés aujourd'hui. Peu à peu, parésie musculaire et analgésie dans les membres inférieurs, érections anormales, constipation opiniâtre, légère rétention d'urine. Sous l'influence de huit moxas et de plusieurs applications du marteau de Mayor, M. X... guérit au bout de quelques années.

En 1859, les mêmes symptômes reparaissent, et cette fois un traitement beaucoup moins douloureux à supporter que le précédent, l'hydrothérapie, réussit parfaitement à amener la guérison. Jusqu'en 1864, M. X... reste dans un bon état de santé. A cette époque, de nouvelles émotions ramènent les mêmes accidents, et quand M. X... arrive à *Longchamps,* au mois de mai 1865, il a beaucoup de peine à se tenir debout et à marcher en s'aidant de deux cannes.

Ce malade n'a jamais pu supporter un traitement hydrothérapique énergique; de sorte que, chez lui, il a fallu procéder avec une extrême prudence et faire de la tonification et surtout de la révulsion à doses graduées. Dans l'espace de deux mois, M. X... a obtenu une amélioration considérable; revenu une deuxième fois à *Longchamps*, la guérison a été complète.

Il est des cas de paraplégie dans lesquels les phénomènes congestifs de la moelle épinière se traduisent par une simple rachialgie assez accusée et dominant tous les autres symptômes au point même de les masquer complètement.

Déjà, en étudiant les groupes précédents, on a dû remarquer que la rachialgie était surtout notée dans les cas où l'affection paraissait avoir pour origine des excès de coït. En un mot, un ébranlement nerveux général trop répété développe une sorte de *névropathie spinale*.

Dans les cas dont il s'agit ici, ce caractère névropathique de la maladie est beaucoup plus tranché et la parésie musculaire toujours peu ou pas accusée; l'analgésie cutanée des plus fugaces; le rectum et la vessie ne sont pas atteints et les fonctions génitales elles-mêmes s'accomplissent encore assez bien.

Néanmoins, cette rachialgie doit être étudiée et soignée sérieusement, car elle est souvent le prélude certain d'une paraplégie congestive encore au début. Et, ne pas écouter les plaintes de ces malades, quelquefois classés avec trop de facilité parmi les simples névropathes hypochondriaques, serait se préparer dans l'avenir des reproches très-mérités.

Voici un fait où le caractère névropathique de la maladie est assez bien accusé :

M. X..., quarante-cinq ans, d'un tempérament nerveux et d'une constitution moyenne, est adressé à *Longchamps*, au mois de novembre 1867, par son médecin M. Bertet, de Cercoux. Ce malade a des palpitations de cœur; les digestions sont longues et pénibles, et il est fort impressionnable aux variations atmosphériques.

Depuis quatre à cinq ans, il éprouve des douleurs spontanées, sourdes et profondes tout le long du rachis; la pression ne les exaspère pas. Quelquefois cette névralgie gagne les fesses et les cuisses sans cependant se localiser nettement sur les sciatiques. La marche et la station debout prolongée les augmente toujours; la vessie et le rectum fonctionnent bien; il n'existe ni analgésie cutanée, ni parésie musculaire.

Ce malade vient à peine pendant quinze jours et le résultat est absolument nul.

Le malade suivant, adressé par M. Fabre, de Paris, obtient, dans le même espace de temps, un résultat meilleur. C'est cependant un homme de soixante-six ans, chez lequel l'affection remonte à plus de vingt ans; il l'attribue à des bains trop froids pris en 1845 à Bagnères-de-Bigorre (Etablissement de Salut).

Depuis cette époque, M. X... éprouve des douleurs rachidiennes que rien n'a pu faire céder. Ces douleurs ne sont pas influencées par les variations atmosphériques et la pression les augmente peu. M. X... ne peut ni marcher longtemps, ni supporter la station debout prolongée. Il n'a jamais eu d'affection rhumatismale. Il est soumis concurremment à l'hydrothérapie et à la médication électrique (courants continus). En quinze jours, il y a une amélioration notable; mais, rappelé dans le Lot-et-Garonne par ses affaires, il ne peut continuer un traitement débutant d'une manière aussi satisfaisante.

En général, en raison même du caractère névropathique prédominant de la maladie, il est prudent, dès le début, d'insister auprès de ces malades sur la nécessité d'un traitement assez long, si l'on ne veut multiplier les insuccès.

Il faut aussi tenir grand compte de l'origine vraie de la rachialgie dans la direction des traitements hydrothérapiques et électriques; les modifier dès qu'on soupçonne l'existence concomitante d'une légère parésie musculaire; ne pas oublier, non plus, que l'action nocive du froid joue ici quelquefois le rôle principal; circonstance d'où ressortent toujours des indications hydriatriques spéciales.

Il est encore une variété de rachialgie utile à signaler, quoiqu'elle soit bien rarement observée. Nous voulons parler de la *spinalgie* des employés de chemin de fer, obligés de voyager souvent et quelquefois dans la station debout. Les médecins américains ont les premiers signalé cette affection. Presque au moment où le *Bordeaux médical* publiait une note à ce sujet, un fait de ce genre se présentait à *Longchamps*.

C'était un homme jeune encore, bien constitué et d'un tempérament nerveux, sanguin, M. X..., obligé de passer sa vie en chemin de fer pour exercer une certaine surveillance sur tous les points principaux du réseau.

A trois reprises, il a été pris d'engourdissement généralisé aux quatre membres avec lourdeur dans les mouvements et légère contracture musculaire tout à la fois. Il lui semble avoir constamment dans le corps la trémullation du wagon dans lequel il passe la moitié de sa vie. Deux fois, il a interrompu son service, et après quelques jours de repos ces symptômes alarmants ont disparu. Mais à peine a-t-il repris ses voyages que l'affection a reparu. Ce malade n'a pu continuer le traitement hydrothérapique que nous lui avions conseillé, de sorte que nous n'avons pas encore la preuve clinique de la valeur de cette médication dans la spinalgie des chemins de fer. Cependant, on peut, sans crainte de trop s'avancer, la préconiser dans cette affection de nature congestive.

L'action tonique et sédative tout à la fois de l'hydrothérapie sur le système nerveux doit ici parfaitement réussir. Reste à savoir si cette médication serait assez puissante pour permettre aux employés des chemins de fer atteints de spinalgie, de reprendre leurs occupations sans inconvénient.

§ VIII

Des congestions de la moelle allongée. — Exemple très-curieux et probant en faveur de la médication hydrothérapique.

Un dernier chapitre reste à traiter; c'est celui des paraplégies congestives d'origine traumatique. Mais auparavant, nous désirons signaler une variété d'hypérémie médullaire limitée à la moelle allongée. Cette affection emprunte à sa localisation anatomique, des caractères tout à fait spéciaux qui la séparent autant des affections de l'encéphale que de celles de la moelle.

C'est une variété de congestion médullaire très-rare. Le plus souvent, ayant pour origine première des émotions violentes, inattendues et se rencontrant chez des sujets d'un tempérament nerveux ou sanguin très-accusé.

Cette affection semble avoir, au plus haut degré, le privilége d'être d'une sensibilité extrême aux plus légères variations atmosphériques; les malades, se considérant comme de vrai baromètres, prédisent le temps en toute assurance, et, qui plus est, se trompent rarement.

Le cortége symptomatique est le suivant :

Tout à coup, le sol paraît mouvant; c'est le pont d'un

navire agité par le roulis; les objets fuient, s'agitent, tournent devant les yeux. Serrement violent à la nuque ; bruit de soufflerie dans les oreilles; intégrité parfaite de l'intellect et cependant malaise et appréhension indéfinissables et exagérées; face colorée; yeux injectés et brillants. Le malade cherche machinalement un siége, un appui et n'ose plus faire un pas en avant. Enfin, si la crise est très-forte, il peut survenir des vomissements intenses, surtout lors de la première attaque.

Quand l'orage est passé, le malade reste légèrement étourdi et un peu faible sur ses jambes pendant quelques heures; rien à la vessie ni au rectum; pas de fourmillements aux membres inférieurs; fonctions génitales bien conservées.

En général, dans l'intervalle des grandes crises, il reste toujours un peu de vertige de la vue, et la moindre émotion ou la plus légère variation atmosphérique suffisent pour l'augmenter et faire reparaître le serrement douloureux à la nuque dont la plupart des malades se plaignent vivement.

Voici l'histoire résumée d'un de ces cas : -

M. X..., quarante-huit ans, tempérament sanguin, constitution forte, se présente à *Longchamps*, au mois d'août 1868.

Il y a trois ans, à la suite d'une violente émotion, il est pris tout à coup d'un étourdissement intense avec sifflement dans les oreilles et sans perte de connaissance. Il lui semble que le plancher roule sous ses pieds et que les objets qui l'entourent sont entraînés dans un mouvement vertigineux de rotation; il y a des vomissements; pas de parésie musculaire, ni d'analgésie.

Cette première attaque éclata le matin, au sortir du lit. Ce fut la plus violente. Depuis lors, les moindres variations atmosphériques, une légère émotion, la moindre contrariété suffisent pour ramener les mêmes symptômes. Dans l'intervalle, le sifflement dans les oreilles, un léger serrement à la nuque et un peu de vertige persistent toujours.

Ce malade a été soumis à des spoliations énergiques par les sangsues et les purgatifs répétés sans obtenir *aucun effet*. L'année dernière, Vichy n'a pas produit un meilleur résultat. Cette année, il veut essayer de l'hydrothérapie, mais il la cesse au bout de quinze jours, de sorte que le résultat obtenu est insignifiant.

Le second fait que nous désirons citer fort succinctement est un cas type, extrêmement curieux, de congestion de la moelle allongée survenue sous l'influence de violentes émotions.

L'histoire de ce malade est celle de l'affection elle-même. Nous avons eu l'occasion de la poursuivre dans toute ses phases de développement et jusqu'à une quasi-guérison, péniblement, mais enfin, franchement obtenue, après un traitement hydrothérapique de plusieurs années. Si, plus tard, de très-graves événements politiques, des travaux intellectuels excessifs, de nouvelles préoccupations morales et par-dessus tout un traitement exagéré, fait à Cauterets sans direction médicale, ont ramené tous les accidents d'autrefois, la faute n'en peut être à l'hydrothérapie; et surtout, il semble étrange que le malade n'ait pas eu alors de nouveau recours à cette médication, avec la persistance qu'il avait mis à la suivre la première fois, constance si bien couronnée par un plein succès.

A l'époque où M. X... vint à *Longchamps* pour la première fois, en 1861, c'était un homme de trente-deux ans environ, très-vigoureux et d'un tempérament nervoso-sanguin des mieux accusés.

La guerre d'Amérique venait d'éclater et, renversant tous ses projets financiers, elle détermine chez lui une commotion nerveuse des plus violentes.

Dès ce moment, éclatent dans toute leur intensité les symptômes de la maladie.

Vomissements intenses; serrement douloureux à la nuque; yeux injectés; pommettes rouges; pouls plein, assez dur; bruit de soufflerie dans les oreilles, vertige de la vue; le sol est mouvant, agité comme le pont d'un navire; les objets fuient et tournent autour de lui. Il lui semble qu'il va tomber, il cherche un point d'appui et cependant s'il frappe le sol avec son talon, il a conscience d'avoir conservé toute sa vigueur musculaire et tout son aplomb. Enfin, une angoisse inexprimable et un serrement au cœur complètent cette scène pathologique; intégrité parfaite de l'intellect, ni analgésie, ni parésie musculaire nulle part.

M. X... se couche, et déclare ne plus pouvoir se tenir debout. On prescrit des sangsues à l'anus, quelques purgatifs et des boissons acidulées.

Deux jours après M. X... se lève et fait quelques pas; les symptômes ont diminué considérablement, mais il éprouve toujours la sensation très-pénible de leur réapparition *imminente*.

Quelques jours après, nouvelle poussée congestive, beaucoup moins intense que la première; même traitement; sur ces entrefaites, M. X... est adressé à *Longchamps* en juin 1861, par M. Richard, médecin des hôpitaux de Paris.

Au premier abord, le diagnostic de cette affection vue pour la première fois paraît assez obscur. On peut y voir des phénomènes congestifs du système nerveux, mais rien de plus.

Plus tard, après avoir assisté à de nouvelles crises, entendu fréquemment le récit du malade, constaté l'influence prodigieuse des plus légères variations atmosphériques, particulièrement des temps pluvieux, sur le retour des principaux symptômes, apprécié l'insuccès absolu des antiphlogistiques et des dérivatifs intestinaux et étudié l'action de l'hydrothérapie, notre opinion se forma complètement.

A l'une de ces crises le malade, de plus en plus effrayé, provoque une consultation de MM. Richard et Briquet, basée sur des notes que nous avions dû envoyer. Nous eûmes la satisfaction de voir admettre complètement, par nos savants confrères, notre diagnostic et notre théorie physiologique de la maladie.

Nous avions diagnostiqué : *névrose congestive du bulbe soumise à l'influence spéciale des impressions morales et des variations atmosphériques*. Traitement hydrothérapique à continuer et grandes ventouses sèches à appliquer tous les deux jours le long du rachis.

Pendant trois années consécutives, M. X... vient deux fois par jour à *Longchamps*. Habitant hors de Bordeaux, à six kilomètres environ, il fait toutes ses courses à pied. Aussitôt après la séance d'hydrothérapie, il va au gymnase s'exercer pendant un quart d'heure avec les haltères les plus lourdes.

Pendant cette période de trois années, la maladie reparaît de temps à autre; quelquefois assez violemment pour que le malade justement effrayé veuille absolument recourir encore aux sangsues, malgré toutes nos injonctions; d'autrefois, plus légèrement et sous l'influence seule des variations atmosphériques.

Insensiblement, les crises s'éloignent, diminuent d'intensité et enfin, pendant les dernières années jusqu'à la veille des événements de 1870, M. X... ne vient plus régulièrement à *Longchamps* et n'accuse qu'un léger serrement à la nuque avec vertige passager et bruissement dans les oreilles lors des grandes perturbations atmosphériques. Il est donc guéri, et bien guéri, d'une affection fort grave.

Viennent les événements de 1870. Entraîné dans le tourbillon des affaires de cette époque, M. X... se surmène moralement et physiquement d'une manière extraordinaire. A l'époque de son retour, au mois de mai 1871, son ancienne maladie n'a pour ainsi dire pas encore reparu, mais il existe déjà un éréthisme nerveux général et une tension cérébrale qui nécessitent le plus grand repos de corps et d'esprit. En agissant avec sagesse et prudence, M. X... peut revenir sans secousse à son état primitif de santé si bien acquis à *Longchamps*.

Un voyage de repos et de distraction est entrepris; rien de mieux jusque-là; il va aux Pyrénées, à Cauterets. Là, pendant quelques jours, sans préparation, sans ménagement, sans même voir un médecin, il prend des bains et des douches. Un jour, bain de trois quarts d'heure à César; le lendemain, une douche de trois à quatre minutes à l'établissement des Œufs; le jour suivant, un bain de piscine, puis de l'eau en boisson, à la Raillère, etc., etc... Après sept ou huit jours de ces excès balnéaires, tout à coup éclate une crise effroyable, et, justement alarmé, M. X... rentre à Bordeaux, déplorant amèrement ses imprudences hydriatriques.

On essaye de reprendre la médication hydrothérapique; l'éréthisme nerveux est tel qu'il est nécessaire de revenir aux plus légères formules du début. Mais M. X... s'accommodant mal de ces lenteurs et de ces ménagements veut revenir rapidement aux grandes douches d'autrefois, malgré notre avis contraire. Mal lui en a pris : une nouvelle crise très-violente paraît, et, dès lors, tombant dans un excès contraire, considérant bien à tort sa maladie comme entrée dans une nouvelle phase, il s'imagine que les douches ne conviennent plus à son tempérament.

Depuis lors, M. X... n'a pas reparu à *Longchamps*, et, de nouvelles indirectes, il résulterait que son ancienne maladie, livrée un peu trop à elle-même, persiste toujours.

Il n'en reste pas moins démontré pratiquement :

1° Que la médication hydrothérapique est des mieux indiquées dans les névroses congestives du bulbe;

2° Que, pour réussir, cette médication doit remplir les deux conditions suivantes : Être appliquée très-longtemps, et toujours sous la direction éclairée d'un médecin familiarisé de longue date avec les pratiques hydrothérapiques;

3° Que les émissions sanguines et les purgatifs doivent être peu ou pas employés;

4° Que la médecine thermale sulfureuse est ici à redouter, comme du reste dans toutes les affections congestives du système nerveux,

§ IX.

Des Paraplégies d'origine traumatique.

Les paraplégies hypérémiques d'origine traumatique forment un groupe distinct ayant ses indications thérapeutiques spéciales. Elles constituent le dernier chapitre de cette étude pratique d'hydrothérapie.

Ces paraplégies sont très-rarement observées dans les cliniques hydrothérapiques privées. Cependant voici un cas recueilli presque au début de notre pratique, et qui peut servir d'exemple :

X..., maçon, trente-cinq ans, constitution bonne, tempérament sanguin, se trouvait au fond d'une carrière de sable, le 31 mai 1861. Pendant qu'il est replié sur lui-même, occupé à allumer sa pipe, un bloc de sable tombe sur ses reins, exagère la position fléchie et le renverse. Relevé peu après, on constate une paralysie complète de la sensibilité et de la motilité des membres inférieurs : douleurs violentes dans les reins, les hanches et l'abdomen; rétention d'urine. Les moindres mouvements exécutés au lit exaspèrent les douleurs : vingt-cinq sangsues sur le bas-ventre, cataplasme sur les reins, cathétérisme pendant les quatre premiers jours.

Au bout d'un mois, il marche et peut s'asseoir. Il entre à l'hôpital le 11 juillet, salle 10; on lui administre des bains sulfureux; il en sort quinze jours après, et vient à *Longchamps*.

État actuel : constipation opiniâtre, vessie un peu paresseuse, douleurs obtuses dans les reins ne disparaissant qu'au lit, et augmentant aussitôt que le malade reste une demi-heure debout. Il marche en s'aidant d'une canne, mais il peut à peine franchir le perron de l'établissement, dont les marches n'ont que 11 centimètres de hauteur. La sensibilité n'est pas encore revenue.

Il est soumis aux douches excitantes précédées de l'action révulsive du calorique. Au bout d'un mois, X. . monte et descend les marches du perron, deux à deux, sans canne, et marche quatre à cinq heures sans se fatiguer. L'appétit, nul depuis l'accident, est bien rétabli; la sensibilité est parfaite, et il a pu reprendre son métier.

Les moyens d'action déjà énumérés dans les précédents chapitres sont des mieux indiqués dans les paraplégies d'origine traumatique; par conséquent les grandes ventouses sèches, les douches alternatives, les douches de vapeur, les douches percussives et les sudations appropriées doivent être conseillées. Mais la médication par excellence, primant peut-être la précédente, est l'électricité. Cette dernière est spécialement indiquée lorsqu'il n'y a eu que commotion ou congestion et qu'il n'est pas survenu d'inflammation consécutive. Dans ces cas, il ne faut pas hésiter à choisir de préférence l'électricité par *courants continus*, car ces derniers ont une action se généralisant davantage à tous les éléments constitutifs des centres nerveux, et ils épuisent bien moins rapidement leur excitabilité électrique que le courant induit; seulement, il faut les manier avec beaucoup de prudence.

§ X.

Conclusions.

Au point de vue spécial poursuivi dans cette étude clinique, les conclusions qui en découlent sont les suivantes :

1° Les paraplégies *hypérémiques* et *ischémiques* constituent un groupe très-important dans les cliniques hydrothérapiques, d'abord par leur nombre considérable, et ensuite par les résultats satisfaisants qu'on obtient assez fréquemment dans ces maladies lorsqu'elles sont traitées dès le début.

2° Dans ces cas pathologiques, toutes les ressources d'une installation balnéaire aussi complète que possible doivent être mises en jeu. Certains de ces paraplégiques ne peuvent compter sur une guérison ou sur une amélioration notable qu'à la condition d'être soumis tour à tour, et suivant les cas, aux grands bains de vapeur, aux sudations à l'alcool ou à la térébenthine, aux douches en jet, aux douches de vapeur, aux douches écossaises, aux douches en colonne, vertébrales, aux douches en pluie, en cercle, et même à la piscine suivie de la douche en lame.

3° A titre d'adjuvants précieux à la méthode hydrothérapique, il faut signaler la médication électrique, les douches sulfureuses, les grandes ventouses sèches appliquées sur le rachis, les frictions à la brosse, les bains électriques, aromatiques et le massage. Comme il a été dit précédemment, l'électricité galvanique joue, dans quelques cas, le rôle principal.

4° La médication pharmaceutique à conseiller ici doit avoir pour base les médicaments altérants, et particulièrement la quinine, l'ergotine, l'atropine et l'iodure de potassium pris à petite dose. Nous proscrivons presque toujours les préparations de noix vomique et de strychnine, dont on abuse malheureusement encore beaucoup trop aujourd'hui, et nous ne conseillons les préparations de phosphore et de nitrate d'argent, du reste beaucoup mieux indiquées dans les *scléroses,* sans recommander en même temps beaucoup de réserve dans les doses et une surveillance sévère des effets physiologiques consécutifs.

5° En général, on ne sait pas assez tenir compte de l'élément congestif aigu ou subaigu avec tendance hémorrhagique ou inflammatoire qui domine dans certaines formes de paraplégies hypérémiques ou ischémiques. De là, des désordres irréparables, quand on a employé inconsidérément toute médication pharmaceutique ou électrique pouvant augmenter cette tendance à la congestion; de là aussi, des regrets amers lorsqu'on n'a pas agi assez tôt; car, dès lors, survient une nouvelle phase de la maladie, le processus scléreux, contre lequel l'hydrothérapie et l'électricité ont une action plus limitée et surtout beaucoup plus lente à produire des résultats.

6° La durée du traitement hydrothérapique est toujours longue dans cette classe d'affections; méconnaître cette nécessité absolue, est se préparer un échec certain.

7° De l'origine, de la nature et du mécanisme de production des paraplégies hypérémiques et ischémiques découlent des indications thérapeutiques particulières dont il est absolument nécessaire de tenir compte en hydrothérapie. Il faut donc insister de préférence tantôt sur l'action révulsive simple ou calorique, tantôt, au contraire, il faut prescrire les formules hydrothérapiques toniques reconstitutives, ou bien recourir à la médication électrique, au massage, aux frictions excitantes, révulsives ; d'autres fois encore, insister sur l'hydrothérapie minérale : douches sulfureuses, aromatiques, chlorurées sodiques, etc.

8° Le choix de la saison n'aurait aucune importance, s'il ne fallait tenir compte ici de l'immobilisation à laquelle est plus ou moins condamné le malade. Aussi, suivant la commodité des installations hydrothérapiques, la perfection du chauffage des diverses pièces et la rapidité des communications entre les appartements des malades et les salles de traitement, il faudra tenir plus ou moins compte de la saison. Toutefois, il ne faut pas perdre de vue, non plus, que la célérité avec laquelle on agit est une condition *sinè quâ non* de succès.

9° Les médications hydrothérapique et électrique, plus ou moins aidées, suivant les cas pathologiques, par les douches sulfureuses, les bains aromatiques, salés, électriques, le massage, les ventouses sèches, les révulsifs cutanés (pointe de feu, cautères, moxa) et les préparations pharmaceutiques, sont les médications par excellence des paraplégies hypérémiques et ischémiques prises au début de leur évolution.

10° Plus tard, lorsque la période aiguë est passée, les eaux minérales, particuliérement les chlorurées sodiques (Balaruc et Bourbonne), les hyperthermales (Dax et Néris) et les sulfureuses fortes (Baréges et Luchon) doivent entrer en ligne de compte, et leur emploi venir de préférence *à la suite* du traitement hydrothérapique. En pareil cas, ce dernier prépare admirablement le malade à tirer le plus grand parti possible de la médication balnéaire minérale.

11° Le choix de ces eaux minérales, à effets bien distincts entre elles, est subordonné à la variété de la paraplégie.

12° Quelque temps après la cessation de la médication minérale, l'hydrothérapie et ses adjuvants doivent être repris. Souvent alors ils achèvent la guérison ou amènent *un résultat maximum* définitivement acquis et au delà duquel il ne faut plus compter.

TABLE DES MATIÈRES

Bordeaux. — Imp. Duverdier et Cie (Durand, directeur), rue Gouvion, 7.